CLINIQUE CHIRURGICALE

DE LA RUE MAGENTA

TÉLÉPHONE 1-39

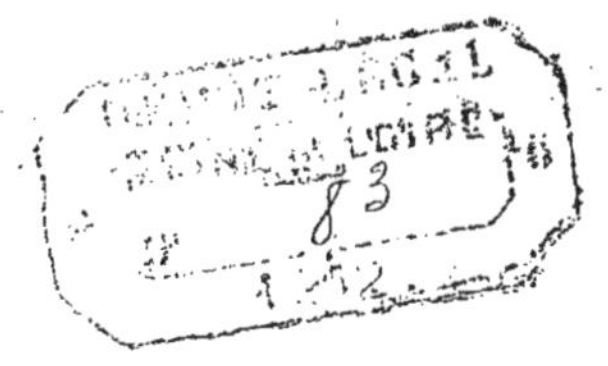

Statistique Opératoire

DE 1911

PAR

Le Dr A. GRUGET, de Laval

Ancien interne en chirurgie des hôpitaux de Paris
Membre correspondant de la Société Anatomique

ANGERS

G. GRASSIN, IMPRIMEUR-ÉDITEUR

rue du Cornet et rue Saint-Laud

—

1912

CLINIQUE CHIRURGICALE

DE LA RUE MAGENTA

——— TÉLÉPHONE 1-39 ———

Statistique Opératoire

DE 1911

PAR

Le Dr A. GRUGET, de Laval

Ancien interne en chirurgie des hôpitaux de Paris
Membre correspondant de la Société Anatomique

ANGERS

G. GRASSIN, IMPRIMEUR-ÉDITEUR
7, rue du Cornet et rue Saint-Laud

—

1912

Publications du Dr A. GRUGET

1. *Anévrismes multiples de l'aorte thoracique. — Sur le diagnostic des anévrismes profonds de l'aorte thoracique* (en collaboration avec Chiray). (Société Anatomique, 16 décembre 1904.)

2. *Kyste du sein* (en collaborat. avec Chiray).(Soc. Anat., 23 février 1906.)

3. *Hydronéphose sous-capsulaire du rein droit chez un enfant de 2 mois 1/2* (avec Pappa). Soc. Anat., 23 février 1906.)

4. *Tumeur kystique du sein* (avec Pappa). Soc. Anat., 23 février 1906.)

5. — *Cancer du sein à évolution rapide* (avec Huchet). Soc. Anat., 23 mars 1907.)

6. *Conduite à tenir dans l'occlusion intestinale aiguë.* (*Journal des Praticiens*, 18 août 1907.)

7. *Cancer de l'œsophage — double perforation œsophago-bronchique et œsophago-médiastinale — péricardite suppurée.* (Soc. Anat., octobre 1907.)

8. *A propos de la technique de la paracenthèse abdominale.* (*Journal des Praticiens*, 14 septembre 1907.)

9. *L'intervention d'urgence dans les plaies du cœur.* (*Journal des Praticiens*, 23 octobre 1907.

10. *Traitement de l'étranglement herniaire.* (*Journal des Praticiens*, 23 novembre 1907.)

11. *Traitement de la hernie inguinale. (Journal des Praticiens,* 4 janvier 1908.)

12. *Traitement de la fistule à l'anus. (Journal des Praticiens,* 1er février 1908.)

13. *— Accidents et complications des cystocèles herniaires (inguinale et crurale) ; en particulier, des accidents d'étranglement dans les cystocèles pures.* (Thèse de Paris, mars 1908.)

14. *De la conduite à tenir dans les grands écrasements des membres. (Journal des Praticiens,* 29 février 1908.)

15. *Traitement des abcès du sein (Journal des Praticiens,* 8 août 1908.)

16. *Cystocèle inguinale extra-péritonéale. (Archives médicales d'Angers,* 20 juin 1908.)

17. *Les indications opératoires dans les contusions de l'abdomen. (Journal des Praticiens,* 12 novembre 1908.)

18. *Les abcès chauds de la région cervicale et leur traitement. (Journal des Praticiens,* 24 octobre 1908.)

19. *De la position en chirurgie. (Journal des Praticiens,* 19 décembre 1908.)

20. *La fracture de Dupuytren. Revue générale.* (Gazette des Hôpitaux, 27 juin et 4 juillet 1908.)

21. *Le traitement du prolapsus du rectum. (Journal des Praticiens,* 6 février 1909.)

22. *Traitement de l'ulcère variqueux. (Journal des Praticiens,* 10 juillet 1909.)

23. *Traitement de la hernie crurale. (Journal des Praticiens,* 2 octobre 1909.)

24. *Le prolapsus utérin des nullipares.* (Archives Médicales d'Angers, 20 décembre 1909.)

25. *Phimosis, prostatisme et incontinence.* (*Journal des Praticiens*, 20 mars 1910.)

26. *Traumatisme crânien. Hémorragie tardive des vaisseaux méningés. Guérison spontanée.* (Archives médicales d'Angers, 20 février 1900.)

27. *Fracture du crâne. Embarrure du frontal. Trépanation. Guérison.* (Archives médicales d'Angers, 20 mars 1910.)

28. *Le drainage dans les infections aiguës des voies biliaires.* (*Journal des Praticiens*, 28 mai 1910.)

29. *Statistique opératire*, 1909-1910.

30. *Prostatite suppurée d'origine sanguine. A propos des abcès de la prostate.* (En collaboration avec Dr Loiseleur). (Archives médicales d'Angers, 20 mars 1911.)

31. *L'urétrostomie périnéale temporaire. Temps complémentaire de l'uretrorraphie circulaire après l'uretrectomie.* (Archives médicales d'Angers, 20 juin 1911.)

32. *Traitement des épanchements traumatiques du genou.* (*Journal des Praticiens*, 24 juin 1911.)

33. *Les indications opératoires dans les traumatismes de la voûte du crâne.* (*Journal des Praticiens.* 1er octobre 1910.)

34. *La gastrostomie d'urgence.* (*Journal des Praticiens*, 9 septembre 1911.

35. *Fracture du bassin. Rupture de l'urètre périnéal et déviation latérale du segment antérieur. Urétrectomie suivie d'uretrorraphie circulaire.* (Société de chirurgie, 22 novembre 1911.) (Rapport du Dr Legueu.)

36. *Anesthesie générale et albuminurie.* (*Journal des Praticiens*, 2 décembre 1911.)

37. *Amputation et bandes d'Esmarch.* (Archives médicales d'Angers, 25 janvier 1912.)

STATISTIQUE OPÉRATOIRE

ANNÉE 1911

Comme les années précédentes, nous donnons la statistique succincte des interventions que nous avons pratiquées dans le cours de l'année, soit à notre clinique de la rue Magenta, soit au dehors.

Nous n'y faisons figurer que les opérations faites sous anesthésie générale ou locale ; celles-là ont, d'ailleurs, été pratiquées, comme par le passé, au chloroforme ; la plupart avec l'appareil de Ricard auquel nous restons fidèle, celles-ci à la cocaïne ou à la stovaïne à 1 pour 200 ou à la novocaïne préparée par Creil suivant la formule de Reclus.

I. — Tête et Cou

Plaie étendue du cuir chevelu : 2 cas. Suture.

Fracture de la voûte du crâne avec enfoncement occipito-pariétal. Trépanation, désenclavement du fragment.

Mastoïdite suppurée, 1 cas : évidemment pétro-mastoïdien.

Angiome du cuir chevelu : 2 cas. Extirpation.

Angiome de la région rétro-auriculaire : extirpation.

Kyste sébacé du cuir chevelu : extirpation.

Kyste dermoïde de la queue du sourcil : extirpation.

Nœvus pigmentaire du menton : extirpation.

Cancroïde de l'angle orbito-nasal : extirpation.

Kyste sébacé de la paupière inférieure : extirpation.

Cicatrice cheloïdienne du cou : excision.

Kyste suppuré de la conjonctive pulpébrale : excision partielle et curettage.

Sarcome à myeloplaxes du maxillaire inférieur : résection partielle de branche horizontale et de branche montante du maxillaire. Trop récent encore pour connaître le résultat définitif.

Végétations adénoïdes : 5 cas.

Amygdalotomies : 3 cas.

Goître parenchymateux : 2 cas. Thyroïdectomie partielle intra-capsulaire.

Bec de lièvre simple : restauration par le procédé de Mirault.

Phlegmon ligneux du cou (angine de Ludwig). Incisions multiples, large drainage.

II. — Thorax et Rachis

Tuberculose costale avec abcès froid thoracique : résection costale et cautérisation du foyer.

Pleurésie-purulente de la grande cavité : résection costale. Il persiste encore un petit trajet qui se ferme peu à peu (pleurésie à pneumocoques).

Épithélioma du sein : 4 cas. Dans 2 cas, récidive ; l'un deux a nécessité un nouvel évidement de l'aisselle (récidive axillaire). L'autre est décédé 8 mois 1/2 après l'intervention (généralisation : plèvre-côtes).

Évolution très rapide de la tumeur primitive chez une jeune femme de 28 ans.

Tumeur congénitale sacro-coccygienne : l'examen histologique n'a pas été fait. Encore trop récent.

Corps étranger de l'œsophage : enclavé depuis 17 jours à l'extrémité inférieure de l'œsophage d'un enfant de 3 ans. Extraction très facile à l'aide du crochet de Kirmisson.

III. — Paroi Abdominale et Abdomen

Hernie inguinale simple : 6 cas. Cure radicale.

Hernie inguinale par glissement : 2 cas. Cure radicale. L'une faite à la novocaïne en raison du mauvais état du cœur.

Hernie inguinale double : cure radicale.

Hernie crurale : 5 cas. Cure radicale.

Hernie inguinale étranglée : 3 cas. Dans 2 cas, lésions de l'intestin ayant nécessité l'enfouissement de 3 petites perforations dans un cas, dans l'autre, l'entérectomie suivie d'entéro anastomose termino-terminale.

Hernie crurale suppurée : On avait pensé à une épiplocèle étranglée. A l'ouverture du sac, on s'aperçoit que celui-ci ne contient ni épiploon ni intestin, mais du pus qui fuse de la cavité abdominale, probablement d'origine appendiculaire. Drainage du sac.

Hernie crurale étranglée : 4 cas. 1 mort.

Plaie pénétrante de l'abdomen (par fourche). Issue au dehors de l'intestin perforé. Opérée 5 heures à peine après l'accident. Suture intestinale laparotomie. Inspection des anses voisines. Réduction sans drainage.

Plaie du foie par coup de canne-fusil (petit plomb de chasse). Hémorragie grave. Laparotomie 8 heures après l'accident. Suture en masse d'une vaste déchirure irrégulière du foie. Mort.

Cholécystite suppurée. Péritonite biliaire probablement par perforation vésiculaire. Opérée à froid 2 mois et demi après. Cholécystectomie. La vésicule contenait un gros calcul unique et était remplie de pus.

Cholécystite suppurée : opérée à chaud. Cholécystectomie.

Néoplasme du cœcum, adhérent, avait été pris pour

une tumeur végétante de l'ovaire. Enteroanastomose. Formation, 4 mois après, d'une fistule stercorale.

Abcès de la cavité de Retzius : incision et drainage.

Appendicite à froid : 7 cas. Appendicectomie.

Appendicite à chaud : 1 cas.

Abcès appendiculaire. Drainage.

Fibromes utérins : 8 cas : hystérectomie abdominale sub totale. 1 mort.

Salpingites doubles : 3 cas : hystérectomie abdominale sub totale dans 2 cas, totale dans 1 cas.

Retroflexion utérine adhérente : 3 cas : hystéropexie abdominale dans 2 cas. Raccourcissement intra abdominal des ligaments ronds dans l'autre.

Phlegmon du ligament large d'origine puerpérale. Laparotomie sous péritonéale sus-inguinale. Il persiste encore une fistule (l'opération date de 4 mois).

Kyste de l'ovaire simple : 2 cas. Ovariotomie.

Kyste de l'ovaire adhérent : hystérectomie abdominale sub totale.

Kyste de l'ovaire à pédicule tordu : ovariotomie.

Tumeur fibro kystique? du ligament large. Laparotomie. Extirpation et ovariation droite.

Cancer du rectum : anus iliaque. Le néoplasme n'a pas été enlevé en raison de son étendue et de ses adhérences aux parois pelviennes.

Occlusion intestinale aiguë (probablement due à un néoplasme de l'angle colique gauche), anus cœcal.

Occlusion intestinale par bride : laparotomie.

IV. Opérations par Voie vaginale

Infection utérine post-abortum : 2 cas. Curetage.

Collection suppurée du Douglas d'origine génitale. 2 cas ; colpotomie.

Utérus fibromateux et prolabé : hystérectomie vaginale avec ligatures.

Prolapsus utérin : hystérectomie vaginale.

Polype utérin : 2 cas. L'un d'eux semble récidiver ou être l'origine d'une tumeur maligne du fond de la matrice.

V. **Périnée. Rectum. Anus**

Prolapsus génital : 3 cas. Colporraphie antérieure. Colpo périneorraphie postérieure avec suture des releveurs de l'anus : 1 mort.

Déchirure par empalement du vagin et de la vessie. Suture de la vessie et du vagin : mort.

Hermorroïdes : 4 cas. Dans un cas, excision par le procédé de Reclus. Dans un autre, excision totale par le procédé de Whitehead. Dans 2 cas, destruction au termo-cautère.

Fistule à l'anus : 2 cas. Excision par le procédé de Chevrier. Dans 1 cas, petite fistulette qui a disparue 3 mois après.

Tuberculose ano-rectal. Extirpation. Pas de nouvelles recentes du malade.

Fistule sacro-coccygique. Cautérisation.

Plegmon de la fosse ischio-rectale. Incision simple parallèle au rectum. Guérison sans fistule.

VI. **Organes génito-urinaires mâles**

Uro-pyonephrose et phlegmon péri-néphretique secondaire. Néphrostomie lombaire. Incision secondaire du phlegmon fusé au niveau du pli de l'aine.

Pyelonephrite suppurée calculeuse. Nephrostomie lombaire. Malade pas revu depuis longtemps.

Hypertrophie prostatique : 2 cas. Prostatectomie hypogastrique.

Prostatite suppurée. Incision par voie rectale.

Orchite à répétition chez urinaire. Ligature bi-latérale des canaux déférents.

Fracture du bassin. Rupture de l'urètre. Déviation latérale du segment antérieur. Périnéotomie, suivie 3 mois plus tard d'uretrectomie avec uretrorraphie circulaire.

Rétrécissement de l'urètre : 2 cas. Urétrotomie interne dans l'un. Dans l'autre, urétrectomie suivie d'uretrorraphie circulaire et urétrostomie périnéale temporaire sur le bout postérieur.

Méatotomie : 3 cas.

Phimosis : 4 cas.

Kyste spermatique. Extirpation.

Kyste congénital du cordon. Extirpation et cure radicale de hernie.

Hydrocèle : 4 cas. Dans 2, retournement de la vaginale ; dans 2, excision de la vaginale.

Néoplasme du testicule : castration.

Ectopie du testicule. Libération haute et orchidopexie.

VII. Membre supérieur

Corps étrangers de la main et des doigts : 3 cas. Dans l'un tentatives infructueuses.

Sutures tendineuses : 5 cas. Échec partiel dans 2 cas.

Index surnuméraire : désarticulation.

Greffes d'Ollier-Thiersch, pour brûlures.

Tumeur blanche du coude : resection du coude.

Luxation ancienne de l'épaule : réduction sous chloroforme.

Ligature de l'artère radiale pour plaie du poignet.

Amputation atypique du pouce pour écrasement.

VIII. **Membre Inférieur**

Luxation congénitale de la hanche : 2 cas. L'un d'eux est encore en traitement.

Résection partielle bi-latérale des saphènes internes pour varices.

Myxome de la cuisse Extirpation.

Otéomyelite du tibia : Trépanation trop récente.

Phlegmon de la fesse. Incision et drainage.

Amputation de jambe : 3 cas. Tous pour traumatisme. L'un d'eux nécessita une amputation secondaire de la cuisse au 1/3 inférieur.

Pied bot congenital : 4 cas. Dans 2, redressement manuel et ténotomie du tendon d'Achille. Dans les 2 autres, résection cunéiforme dorsale externe.

Astragalectomie pour récidive de l'équinisme d'un pied bot auquel j'avais fait antérieurement une tarsectomie.

Pied bot paralytique varus-équin : résection cunéiforme dorsale externe et anastomose du tendon d'Achille dédoublé avec le long péronier latéral, grande amélioration.

Ongle incarné : 5 cas.

Hygroma pré-rotulien : extirpation.

Hallus valgus : résection de la tête du 1er métatarsien.

Greffes d'Ollier-Thiersk : 2 cas. Dans l'un, échec partiel.

———

Si nous faisons le total de nos opérations de cette année, nous obtenons le chiffre de 178 interventions ayant nécessité l'anesthésie générale ou locale ; elles se répartissent ainsi :

Tête et cou	27
Thorax et rachis	8

Ces 178 interventions nous ont donné 7 décès, ainsi répartis :

1° Un cancer du sein recidivé, chez une jeune femme. Sa tumeur primitive avait évolué d'une façon très rapide. La mort est survenue 9 mois après l'opération.

2° Une hernie crurale étranglée. Il s'agissait d'une vieille femme à étranglement très serré. Mort probablement par résorption des toxines coli-bacillaires ;

3° Un néoplasme du pylore étendu à tout l'étage sus mésocolique de l'abdomen, le grand épiploon formait en avant une masse de 5 centimètres d'épaisseur ;

4° Une plaie du foie par coup de canne-fusil *chargée à plomb*, tiré presque à bout portant (2 mètres). Hémorragie profuse très grave. Vaste déchirure de la face convexe du foie. Suture en masse. L'hémostase est assurée ; mais le blessé était exsangue et meurt le lendemain matin ;

5° Un fibrome utérin chez une naine cyphotique saignée à blanc depuis longtemps par de continuelles hémorragies ;

6° Un prolapsus génital opéré par colporraphie antérieure et postérieure et suture des releveurs. Décédée d'insuffisance hépathique et de phlébite suppurée de la cuisse gauche ;

7° Enfin, une plaie vagino vésicale grave par empalement. Hémorragie grave. La blessée est opérée étant déjà sans connaissance et n'est pas anesthésiée. La plaie vésico-vaginale est suturée ; la blessée ne sort pas du coma et meurt dans la nuit.

Soit une mortalité d'environ 4,o pour cent.

Dr A. GRUGET.